Abenteuer Abnehmen
Dein persönliches Diät-Tagebuch

Abenteuer Abnehmen

Dein persönliches Diät-Tagebuch

FSC
www.fsc.org
MIX
Papier aus verantwortungsvollen Quellen
Paper from responsible sources
FSC® C105338

Impressum:

Herstellung und Verlag: BoD – Books on Demand, Norderstedt.
ISBN: 978-3-74943-278-3

Los geht's!

Was der Begriff BMI bedeutet

BMI steht für *Body Mass Index* (oder *Körpermasseindex*).

Um deinen BMI zu berechnen, benötigst du lediglich deine Körpergröße und dein aktuelles Gewicht.

Die Rechnung geht folgendermaßen: Körpergewicht geteilt durch Körpergröße (in Meter) hoch 2.
Man errechnet damit folglich die Masse in kg/m^2.
Also: Gewicht : (Körpergröße^2) = BMI

Beispielrechnung:
90 kg : (1,70^2) = BMI 31,14

Bei einem niedrigen BMI bis 18,5 liegt Untergewicht vor. Die Spannbreite für Normalgewicht liegt zwischen 18,5 bis 25. Eine gesunde Figur muss nicht gertenschlank sein. Ab einem BMI von 25 jedoch spricht man von leichtem bis mäßigem, und ab einem BMI von 30 von starkem Übergewicht – auch *Adipositas* genannt.

Im folgenden persönlichen Diät-Tagebuch kannst du tägliche – oder gelegentliche – Eintragungen vornehmen, um Deinen persönlichen Diätfortschritt und Deine Gewichtsabnahme zu protokollieren.

Es ist übrigens nicht nötig, sich während einer Diät jeden Tag zu wiegen - einmal in der Woche reicht völlig aus. Leichte Gewichtsschwankungen (auch nach oben) sind dabei insbesondere im weiblichen Zyklus normal.

Tipp: Gönne Dir jeden Tag etwas Schönes, genieße auch während der Diät das Leben und Dein Essen! Dann fällt Dir das Durchhalten gleich viel leichter.

Mein Startgewicht:

Mein Start-BMI:

Mein Gewichtsziel:

Mein BMI-Ziel:

Datum:

Das habe ich heute gegessen:

. . . .

. . . .

. . . .

. . . .

Bewegung & Wellness – Das habe ich heute für meinen Körper getan:

. . . .

. . . .

Mein schönstes heutiges Erlebnis:

. . . .

. . . .

. . . .

. . . .

Mein heutiges Gewicht: . . . .

Datum:

Das habe ich heute gegessen:

. . . .

. . . .

. . . .

. . . .

Bewegung & Wellness – Das habe ich heute für meinen Körper getan:

. . . .

. . . .

Mein schönstes heutiges Erlebnis:

. . . .

. . . .

. . . .

. . . .

Mein heutiges Gewicht: . . . .

Datum:

Das habe ich heute gegessen:

. . . .

. . . .

. . . .

. . . .

Bewegung & Wellness – Das habe ich heute für meinen Körper getan:

. . . .

. . . .

Mein schönstes heutiges Erlebnis:

. . . .

. . . .

. . . .

. . . .

Mein heutiges Gewicht: . . . .

Datum:

Das habe ich heute gegessen:

. . . .

. . . .

. . . .

. . . .

Bewegung & Wellness – Das habe ich heute für meinen Körper getan:

. . . .

. . . .

Mein schönstes heutiges Erlebnis:

. . . .

. . . .

. . . .

. . . .

Mein heutiges Gewicht: . . . .

Datum:

Das habe ich heute gegessen:

. . . .

. . . .

. . . .

. . . .

Bewegung & Wellness – Das habe ich heute für meinen Körper getan:

. . . .

. . . .

Mein schönstes heutiges Erlebnis:

. . . .

. . . .

. . . .

. . . .

Mein heutiges Gewicht: . . . .

Datum:

Das habe ich heute gegessen:

. . . .

. . . .

. . . .

. . . .

Bewegung & Wellness – Das habe ich heute für meinen Körper getan:

. . . .

. . . .

Mein schönstes heutiges Erlebnis:

. . . .

. . . .

. . . .

. . . .

Mein heutiges Gewicht: . . . .

Datum:

Das habe ich heute gegessen:

. . . .

. . . .

. . . .

. . . .

Bewegung & Wellness – Das habe ich heute für meinen Körper getan:

. . . .

. . . .

Mein schönstes heutiges Erlebnis:

. . . .

. . . .

. . . .

. . . .

Mein heutiges Gewicht: . . . .

Datum:

Das habe ich heute gegessen:

. . . .

. . . .

. . . .

. . . .

Bewegung & Wellness – Das habe ich heute für meinen Körper getan:

. . . .

. . . .

Mein schönstes heutiges Erlebnis:

. . . .

. . . .

. . . .

. . . .

Mein heutiges Gewicht: . . . .

Datum:

Das habe ich heute gegessen:

. . . .

. . . .

. . . .

. . . .

Bewegung & Wellness – Das habe ich heute für meinen Körper getan:

. . . .

. . . .

Mein schönstes heutiges Erlebnis:

. . . .

. . . .

. . . .

. . . .

Mein heutiges Gewicht: . . . .

Datum:

Das habe ich heute gegessen:

. . . .

. . . .

. . . .

. . . .

Bewegung & Wellness – Das habe ich heute für meinen Körper getan:

. . . .

. . . .

Mein schönstes heutiges Erlebnis:

. . . .

. . . .

. . . .

. . . .

Mein heutiges Gewicht: . . . .

Datum:

Das habe ich heute gegessen:

. . . .

. . . .

. . . .

. . . .

Bewegung & Wellness – Das habe ich heute für meinen Körper getan:

. . . .

. . . .

Mein schönstes heutiges Erlebnis:

. . . .

. . . .

. . . .

. . . .

Mein heutiges Gewicht: . . . .

Datum:

Das habe ich heute gegessen:

. . . .

. . . .

. . . .

. . . .

Bewegung & Wellness – Das habe ich heute für meinen Körper getan:

. . . .

. . . .

Mein schönstes heutiges Erlebnis:

. . . .

. . . .

. . . .

. . . .

Mein heutiges Gewicht: . . . .

Datum:

Das habe ich heute gegessen:

. . . .

. . . .

. . . .

. . . .

Bewegung & Wellness – Das habe ich heute für meinen Körper getan:

. . . .

. . . .

Mein schönstes heutiges Erlebnis:

. . . .

. . . .

. . . .

. . . .

Mein heutiges Gewicht: . . . .

Datum:

Das habe ich heute gegessen:

. . . .

. . . .

. . . .

. . . .

Bewegung & Wellness – Das habe ich heute für meinen Körper getan:

. . . .

. . . .

Mein schönstes heutiges Erlebnis:

. . . .

. . . .

. . . .

. . . .

Mein heutiges Gewicht: . . . .

Datum:

Das habe ich heute gegessen:

. . . .

. . . .

. . . .

. . . .

Bewegung & Wellness – Das habe ich heute für meinen Körper getan:

. . . .

. . . .

Mein schönstes heutiges Erlebnis:

. . . .

. . . .

. . . .

. . . .

Mein heutiges Gewicht: . . . .

Datum:

Das habe ich heute gegessen:

. . . .

. . . .

. . . .

. . . .

Bewegung & Wellness – Das habe ich heute für meinen Körper getan:

. . . .

. . . .

Mein schönstes heutiges Erlebnis:

. . . .

. . . .

. . . .

. . . .

Mein heutiges Gewicht: . . . .

Datum:

Das habe ich heute gegessen:

. . . .

. . . .

. . . .

. . . .

Bewegung & Wellness – Das habe ich heute für meinen Körper getan:

. . . .

. . . .

Mein schönstes heutiges Erlebnis:

. . . .

. . . .

. . . .

. . . .

Mein heutiges Gewicht: . . . .

Datum:

Das habe ich heute gegessen:

. . . .

. . . .

. . . .

. . . .

Bewegung & Wellness – Das habe ich heute für meinen Körper getan:

. . . .

. . . .

Mein schönstes heutiges Erlebnis:

. . . .

. . . .

. . . .

. . . .

Mein heutiges Gewicht: . . . .

Datum:

Das habe ich heute gegessen:

. . . .

. . . .

. . . .

. . . .

Bewegung & Wellness – Das habe ich heute für meinen Körper getan:

. . . .

. . . .

Mein schönstes heutiges Erlebnis:

. . . .

. . . .

. . . .

. . . .

Mein heutiges Gewicht: . . . .

Datum:

Das habe ich heute gegessen:

. . . .

. . . .

. . . .

. . . .

Bewegung & Wellness – Das habe ich heute für meinen Körper getan:

. . . .

. . . .

Mein schönstes heutiges Erlebnis:

. . . .

. . . .

. . . .

. . . .

Mein heutiges Gewicht: . . . .

Datum:

Das habe ich heute gegessen:

. . . .

. . . .

. . . .

. . . .

Bewegung & Wellness – Das habe ich heute für meinen Körper getan:

. . . .

. . . .

Mein schönstes heutiges Erlebnis:

. . . .

. . . .

. . . .

. . . .

Mein heutiges Gewicht: . . . .

Datum:

Das habe ich heute gegessen:

. . . .

. . . .

. . . .

. . . .

Bewegung & Wellness – Das habe ich heute für meinen Körper getan:

. . . .

. . . .

Mein schönstes heutiges Erlebnis:

. . . .

. . . .

. . . .

. . . .

Mein heutiges Gewicht: . . . .

Datum:

Das habe ich heute gegessen:

. . . .

. . . .

. . . .

. . . .

Bewegung & Wellness – Das habe ich heute für meinen Körper getan:

. . . .

. . . .

Mein schönstes heutiges Erlebnis:

. . . .

. . . .

. . . .

. . . .

Mein heutiges Gewicht: . . . .

Datum:

Das habe ich heute gegessen:

. . . .

. . . .

. . . .

. . . .

Bewegung & Wellness – Das habe ich heute für meinen Körper getan:

. . . .

. . . .

Mein schönstes heutiges Erlebnis:

. . . .

. . . .

. . . .

. . . .

Mein heutiges Gewicht: . . . .

Datum:

Das habe ich heute gegessen:

. . . .

. . . .

. . . .

. . . .

Bewegung & Wellness – Das habe ich heute für meinen Körper getan:

. . . .

. . . .

Mein schönstes heutiges Erlebnis:

. . . .

. . . .

. . . .

. . . .

Mein heutiges Gewicht: . . . .

Datum:

Das habe ich heute gegessen:

. . . .

. . . .

. . . .

. . . .

Bewegung & Wellness – Das habe ich heute für meinen Körper getan:

. . . .

. . . .

Mein schönstes heutiges Erlebnis:

. . . .

. . . .

. . . .

. . . .

Mein heutiges Gewicht: . . . .

Datum:

Das habe ich heute gegessen:

. . . .

. . . .

. . . .

. . . .

Bewegung & Wellness – Das habe ich heute für meinen Körper getan:

. . . .

. . . .

Mein schönstes heutiges Erlebnis:

. . . .

. . . .

. . . .

. . . .

Mein heutiges Gewicht: . . . .

Datum:

Das habe ich heute gegessen:

. . . .

. . . .

. . . .

. . . .

Bewegung & Wellness – Das habe ich heute für meinen Körper getan:

. . . .

. . . .

Mein schönstes heutiges Erlebnis:

. . . .

. . . .

. . . .

. . . .

Mein heutiges Gewicht: . . . .

Datum:

Das habe ich heute gegessen:

. . . .

. . . .

. . . .

. . . .

Bewegung & Wellness – Das habe ich heute für meinen Körper getan:

. . . .

. . . .

Mein schönstes heutiges Erlebnis:

. . . .

. . . .

. . . .

. . . .

Mein heutiges Gewicht: . . . .

Datum:

Das habe ich heute gegessen:

. . . .

. . . .

. . . .

. . . .

Bewegung & Wellness – Das habe ich heute für meinen Körper getan:

. . . .

. . . .

Mein schönstes heutiges Erlebnis:

. . . .

. . . .

. . . .

. . . .

Mein heutiges Gewicht: . . . .

Datum:

Das habe ich heute gegessen:

. . . .

. . . .

. . . .

. . . .

Bewegung & Wellness – Das habe ich heute für meinen Körper getan:

. . . .

. . . .

Mein schönstes heutiges Erlebnis:

. . . .

. . . .

. . . .

. . . .

Mein heutiges Gewicht: . . . .

Datum:

Das habe ich heute gegessen:

. . . .

. . . .

. . . .

. . . .

Bewegung & Wellness – Das habe ich heute für meinen Körper getan:

. . . .

. . . .

Mein schönstes heutiges Erlebnis:

. . . .

. . . .

. . . .

. . . .

Mein heutiges Gewicht: . . . .

Datum:

Das habe ich heute gegessen:

. . . .

. . . .

. . . .

. . . .

Bewegung & Wellness – Das habe ich heute für meinen Körper getan:

. . . .

. . . .

Mein schönstes heutiges Erlebnis:

. . . .

. . . .

. . . .

. . . .

Mein heutiges Gewicht: . . . .

Datum:

Das habe ich heute gegessen:

. . . .

. . . .

. . . .

. . . .

Bewegung & Wellness – Das habe ich heute für meinen Körper getan:

. . . .

. . . .

Mein schönstes heutiges Erlebnis:

. . . .

. . . .

. . . .

. . . .

Mein heutiges Gewicht: . . . .

Datum:

Das habe ich heute gegessen:

. . . .

. . . .

. . . .

. . . .

Bewegung & Wellness – Das habe ich heute für meinen Körper getan:

. . . .

. . . .

Mein schönstes heutiges Erlebnis:

. . . .

. . . .

. . . .

. . . .

Mein heutiges Gewicht: . . . .

Datum:

Das habe ich heute gegessen:

. . . .

. . . .

. . . .

. . . .

Bewegung & Wellness – Das habe ich heute für meinen Körper getan:

. . . .

. . . .

Mein schönstes heutiges Erlebnis:

. . . .

. . . .

. . . .

. . . .

Mein heutiges Gewicht: . . . .

Datum:

Das habe ich heute gegessen:

. . . .

. . . .

. . . .

. . . .

Bewegung & Wellness – Das habe ich heute für meinen Körper getan:

. . . .

. . . .

Mein schönstes heutiges Erlebnis:

. . . .

. . . .

. . . .

. . . .

Mein heutiges Gewicht: . . . .

Datum:

Das habe ich heute gegessen:

. . . .

. . . .

. . . .

. . . .

Bewegung & Wellness – Das habe ich heute für meinen Körper getan:

. . . .

. . . .

Mein schönstes heutiges Erlebnis:

. . . .

. . . .

. . . .

. . . .

Mein heutiges Gewicht: . . . .

Datum:

Das habe ich heute gegessen:

. . . .

. . . .

. . . .

. . . .

Bewegung & Wellness – Das habe ich heute für meinen Körper getan:

. . . .

. . . .

Mein schönstes heutiges Erlebnis:

. . . .

. . . .

. . . .

. . . .

Mein heutiges Gewicht: . . . .

Datum:

Das habe ich heute gegessen:

. . . .

. . . .

. . . .

. . . .

Bewegung & Wellness – Das habe ich heute für meinen Körper getan:

. . . .

. . . .

Mein schönstes heutiges Erlebnis:

. . . .

. . . .

. . . .

. . . .

Mein heutiges Gewicht: . . . .

Datum:

Das habe ich heute gegessen:

. . . .

. . . .

. . . .

. . . .

Bewegung & Wellness – Das habe ich heute für meinen Körper getan:

. . . .

. . . .

Mein schönstes heutiges Erlebnis:

. . . .

. . . .

. . . .

. . . .

Mein heutiges Gewicht: . . . .

Datum:

Das habe ich heute gegessen:

. . . .

. . . .

. . . .

. . . .

Bewegung & Wellness – Das habe ich heute für meinen Körper getan:

. . . .

. . . .

Mein schönstes heutiges Erlebnis:

. . . .

. . . .

. . . .

. . . .

Mein heutiges Gewicht: . . . .

Datum:

Das habe ich heute gegessen:

. . . .

. . . .

. . . .

. . . .

Bewegung & Wellness – Das habe ich heute für meinen Körper getan:

. . . .

. . . .

Mein schönstes heutiges Erlebnis:

. . . .

. . . .

. . . .

. . . .

Mein heutiges Gewicht: . . . .

Datum:

Das habe ich heute gegessen:

. . . .

. . . .

. . . .

. . . .

Bewegung & Wellness – Das habe ich heute für meinen Körper getan:

. . . .

. . . .

Mein schönstes heutiges Erlebnis:

. . . .

. . . .

. . . .

. . . .

Mein heutiges Gewicht: . . . .

Datum:

Das habe ich heute gegessen:

. . . .

. . . .

. . . .

. . . .

Bewegung & Wellness – Das habe ich heute für meinen Körper getan:

. . . .

. . . .

Mein schönstes heutiges Erlebnis:

. . . .

. . . .

. . . .

. . . .

Mein heutiges Gewicht: . . . .

Datum:

Das habe ich heute gegessen:

. . . .

. . . .

. . . .

. . . .

Bewegung & Wellness – Das habe ich heute für meinen Körper getan:

. . . .

. . . .

Mein schönstes heutiges Erlebnis:

. . . .

. . . .

. . . .

. . . .

Mein heutiges Gewicht: . . . .

Datum:

Das habe ich heute gegessen:

. . . .

. . . .

. . . .

. . . .

Bewegung & Wellness – Das habe ich heute für meinen Körper getan:

. . . .

. . . .

Mein schönstes heutiges Erlebnis:

. . . .

. . . .

. . . .

. . . .

Mein heutiges Gewicht: . . . .

Datum:

Das habe ich heute gegessen:

. . . .

. . . .

. . . .

. . . .

Bewegung & Wellness – Das habe ich heute für meinen Körper getan:

. . . .

. . . .

Mein schönstes heutiges Erlebnis:

. . . .

. . . .

. . . .

. . . .

Mein heutiges Gewicht: . . . .

Datum:

Das habe ich heute gegessen:

. . . .

. . . .

. . . .

. . . .

Bewegung & Wellness – Das habe ich heute für meinen Körper getan:

. . . .

. . . .

Mein schönstes heutiges Erlebnis:

. . . .

. . . .

. . . .

. . . .

Mein heutiges Gewicht: . . . .

Datum:

Das habe ich heute gegessen:

. . . .

. . . .

. . . .

. . . .

Bewegung & Wellness – Das habe ich heute für meinen Körper getan:

. . . .

. . . .

Mein schönstes heutiges Erlebnis:

. . . .

. . . .

. . . .

. . . .

Mein heutiges Gewicht: . . . .

Datum:

Das habe ich heute gegessen:

. . . .

. . . .

. . . .

. . . .

Bewegung & Wellness – Das habe ich heute für meinen Körper getan:

. . . .

. . . .

Mein schönstes heutiges Erlebnis:

. . . .

. . . .

. . . .

. . . .

Mein heutiges Gewicht: . . . .

Datum:

Das habe ich heute gegessen:

. . . .

. . . .

. . . .

. . . .

Bewegung & Wellness – Das habe ich heute für meinen Körper getan:

. . . .

. . . .

Mein schönstes heutiges Erlebnis:

. . . .

. . . .

. . . .

. . . .

Mein heutiges Gewicht: . . . .

Datum:

Das habe ich heute gegessen:

. . . .

. . . .

. . . .

. . . .

Bewegung & Wellness – Das habe ich heute für meinen Körper getan:

. . . .

. . . .

Mein schönstes heutiges Erlebnis:

. . . .

. . . .

. . . .

. . . .

Mein heutiges Gewicht: . . . .

Datum:

Das habe ich heute gegessen:

. . . .

. . . .

. . . .

. . . .

Bewegung & Wellness – Das habe ich heute für meinen Körper getan:

. . . .

. . . .

Mein schönstes heutiges Erlebnis:

. . . .

. . . .

. . . .

. . . .

Mein heutiges Gewicht: . . . .

Datum:

Das habe ich heute gegessen:

. . . .

. . . .

. . . .

. . . .

Bewegung & Wellness – Das habe ich heute für meinen Körper getan:

. . . .

. . . .

Mein schönstes heutiges Erlebnis:

. . . .

. . . .

. . . .

. . . .

Mein heutiges Gewicht: . . . .

Datum:

Das habe ich heute gegessen:

. . . .

. . . .

. . . .

. . . .

Bewegung & Wellness – Das habe ich heute für meinen Körper getan:

. . . .

. . . .

Mein schönstes heutiges Erlebnis:

. . . .

. . . .

. . . .

. . . .

Mein heutiges Gewicht: . . . .

Datum:

Das habe ich heute gegessen:

. . . .

. . . .

. . . .

. . . .

Bewegung & Wellness – Das habe ich heute für meinen Körper getan:

. . . .

. . . .

Mein schönstes heutiges Erlebnis:

. . . .

. . . .

. . . .

. . . .

Mein heutiges Gewicht: . . . .

Datum:

Das habe ich heute gegessen:

. . . .

. . . .

. . . .

. . . .

Bewegung & Wellness – Das habe ich heute für meinen Körper getan:

. . . .

. . . .

Mein schönstes heutiges Erlebnis:

. . . .

. . . .

. . . .

. . . .

Mein heutiges Gewicht: . . . .

Datum:

Das habe ich heute gegessen:

. . . .

. . . .

. . . .

. . . .

Bewegung & Wellness – Das habe ich heute für meinen Körper getan:

. . . .

. . . .

Mein schönstes heutiges Erlebnis:

. . . .

. . . .

. . . .

. . . .

Mein heutiges Gewicht: . . . .

Datum:

Das habe ich heute gegessen:

. . . .

. . . .

. . . .

. . . .

Bewegung & Wellness – Das habe ich heute für meinen Körper getan:

. . . .

. . . .

Mein schönstes heutiges Erlebnis:

. . . .

. . . .

. . . .

. . . .

Mein heutiges Gewicht: . . . .

Datum:

Das habe ich heute gegessen:

. . . .

. . . .

. . . .

. . . .

Bewegung & Wellness – Das habe ich heute für meinen Körper getan:

. . . .

. . . .

Mein schönstes heutiges Erlebnis:

. . . .

. . . .

. . . .

. . . .

Mein heutiges Gewicht: . . . .

Datum:

Das habe ich heute gegessen:

. . . .

. . . .

. . . .

. . . .

Bewegung & Wellness – Das habe ich heute für meinen Körper getan:

. . . .

. . . .

Mein schönstes heutiges Erlebnis:

. . . .

. . . .

. . . .

. . . .

Mein heutiges Gewicht: . . . .

Datum:

Das habe ich heute gegessen:

. . . .

. . . .

. . . .

. . . .

Bewegung & Wellness – Das habe ich heute für meinen Körper getan:

. . . .

. . . .

Mein schönstes heutiges Erlebnis:

. . . .

. . . .

. . . .

. . . .

Mein heutiges Gewicht: . . . .

Datum:

Das habe ich heute gegessen:

. . . .

. . . .

. . . .

. . . .

Bewegung & Wellness – Das habe ich heute für meinen Körper getan:

. . . .

. . . .

Mein schönstes heutiges Erlebnis:

. . . .

. . . .

. . . .

. . . .

Mein heutiges Gewicht: . . . .

Datum:

Das habe ich heute gegessen:

. . . .

. . . .

. . . .

. . . .

Bewegung & Wellness – Das habe ich heute für meinen Körper getan:

. . . .

. . . .

Mein schönstes heutiges Erlebnis:

. . . .

. . . .

. . . .

. . . .

Mein heutiges Gewicht: . . . .

Datum:

Das habe ich heute gegessen:

. . . .

. . . .

. . . .

. . . .

Bewegung & Wellness – Das habe ich heute für meinen Körper getan:

. . . .

. . . .

Mein schönstes heutiges Erlebnis:

. . . .

. . . .

. . . .

. . . .

Mein heutiges Gewicht: . . . .

Datum:

Das habe ich heute gegessen:

. . . .

. . . .

. . . .

. . . .

Bewegung & Wellness – Das habe ich heute für meinen Körper getan:

. . . .

. . . .

Mein schönstes heutiges Erlebnis:

. . . .

. . . .

. . . .

. . . .

Mein heutiges Gewicht: . . . .

Datum:

Das habe ich heute gegessen:

. . . .

. . . .

. . . .

. . . .

Bewegung & Wellness – Das habe ich heute für meinen Körper getan:

. . . .

. . . .

Mein schönstes heutiges Erlebnis:

. . . .

. . . .

. . . .

. . . .

Mein heutiges Gewicht: . . . .

Datum:

Das habe ich heute gegessen:

. . . .

. . . .

. . . .

. . . .

Bewegung & Wellness – Das habe ich heute für meinen Körper getan:

. . . .

. . . .

Mein schönstes heutiges Erlebnis:

. . . .

. . . .

. . . .

. . . .

Mein heutiges Gewicht: . . . .

Datum:

Das habe ich heute gegessen:

. . . .

. . . .

. . . .

. . . .

Bewegung & Wellness – Das habe ich heute für meinen Körper getan:

. . . .

. . . .

Mein schönstes heutiges Erlebnis:

. . . .

. . . .

. . . .

. . . .

Mein heutiges Gewicht: . . . .

Datum:

Das habe ich heute gegessen:

. . . .

. . . .

. . . .

. . . .

Bewegung & Wellness – Das habe ich heute für meinen Körper getan:

. . . .

. . . .

Mein schönstes heutiges Erlebnis:

. . . .

. . . .

. . . .

. . . .

Mein heutiges Gewicht: . . . .

Datum:

Das habe ich heute gegessen:

. . . .

. . . .

. . . .

. . . .

Bewegung & Wellness – Das habe ich heute für meinen Körper getan:

. . . .

. . . .

Mein schönstes heutiges Erlebnis:

. . . .

. . . .

. . . .

. . . .

Mein heutiges Gewicht: . . . .

Datum:

Das habe ich heute gegessen:

. . . .

. . . .

. . . .

. . . .

Bewegung & Wellness – Das habe ich heute für meinen Körper getan:

. . . .

. . . .

Mein schönstes heutiges Erlebnis:

. . . .

. . . .

. . . .

. . . .

Mein heutiges Gewicht: . . . .

Datum:

Das habe ich heute gegessen:

. . . .

. . . .

. . . .

. . . .

Bewegung & Wellness – Das habe ich heute für meinen Körper getan:

. . . .

. . . .

Mein schönstes heutiges Erlebnis:

. . . .

. . . .

. . . .

. . . .

Mein heutiges Gewicht: . . . .

Datum:

Das habe ich heute gegessen:

. . . .

. . . .

. . . .

. . . .

Bewegung & Wellness – Das habe ich heute für meinen Körper getan:

. . . .

. . . .

Mein schönstes heutiges Erlebnis:

. . . .

. . . .

. . . .

. . . .

Mein heutiges Gewicht: . . . .

Datum:

Das habe ich heute gegessen:

. . . .

. . . .

. . . .

. . . .

Bewegung & Wellness – Das habe ich heute für meinen Körper getan:

. . . .

. . . .

Mein schönstes heutiges Erlebnis:

. . . .

. . . .

. . . .

. . . .

Mein heutiges Gewicht: . . . .

Datum:

Das habe ich heute gegessen:

. . . .

. . . .

. . . .

. . . .

Bewegung & Wellness – Das habe ich heute für meinen Körper getan:

. . . .

. . . .

Mein schönstes heutiges Erlebnis:

. . . .

. . . .

. . . .

. . . .

Mein heutiges Gewicht: . . . .

Datum:

Das habe ich heute gegessen:

. . . .

. . . .

. . . .

. . . .

Bewegung & Wellness – Das habe ich heute für meinen Körper getan:

. . . .

. . . .

Mein schönstes heutiges Erlebnis:

. . . .

. . . .

. . . .

. . . .

Mein heutiges Gewicht: . . . .

Datum:

Das habe ich heute gegessen:

. . . .

. . . .

. . . .

. . . .

Bewegung & Wellness – Das habe ich heute für meinen Körper getan:

. . . .

. . . .

Mein schönstes heutiges Erlebnis:

. . . .

. . . .

. . . .

. . . .

Mein heutiges Gewicht: . . . .

Datum:

Das habe ich heute gegessen:

. . . .

. . . .

. . . .

. . . .

Bewegung & Wellness – Das habe ich heute für meinen Körper getan:

. . . .

. . . .

Mein schönstes heutiges Erlebnis:

. . . .

. . . .

. . . .

. . . .

Mein heutiges Gewicht: . . . .

Datum:

Das habe ich heute gegessen:

. . . .

. . . .

. . . .

. . . .

Bewegung & Wellness – Das habe ich heute für meinen Körper getan:

. . . .

. . . .

Mein schönstes heutiges Erlebnis:

. . . .

. . . .

. . . .

. . . .

Mein heutiges Gewicht: . . . .

Datum:

Das habe ich heute gegessen:

. . . .

. . . .

. . . .

. . . .

Bewegung & Wellness – Das habe ich heute für meinen Körper getan:

. . . .

. . . .

Mein schönstes heutiges Erlebnis:

. . . .

. . . .

. . . .

. . . .

Mein heutiges Gewicht: . . . .

Datum:

Das habe ich heute gegessen:

. . . .

. . . .

. . . .

. . . .

Bewegung & Wellness – Das habe ich heute für meinen Körper getan:

. . . .

. . . .

Mein schönstes heutiges Erlebnis:

. . . .

. . . .

. . . .

. . . .

Mein heutiges Gewicht: . . . .

Datum:

Das habe ich heute gegessen:

. . . .

. . . .

. . . .

. . . .

Bewegung & Wellness – Das habe ich heute für meinen Körper getan:

. . . .

. . . .

Mein schönstes heutiges Erlebnis:

. . . .

. . . .

. . . .

. . . .

Mein heutiges Gewicht: . . . .

Datum:

Das habe ich heute gegessen:

. . . .

. . . .

. . . .

. . . .

Bewegung & Wellness – Das habe ich heute für meinen Körper getan:

. . . .

. . . .

Mein schönstes heutiges Erlebnis:

. . . .

. . . .

. . . .

. . . .

Mein heutiges Gewicht: . . . .

Datum:

Das habe ich heute gegessen:

. . . .

. . . .

. . . .

. . . .

Bewegung & Wellness – Das habe ich heute für meinen Körper getan:

. . . .

. . . .

Mein schönstes heutiges Erlebnis:

. . . .

. . . .

. . . .

. . . .

Mein heutiges Gewicht: . . . .

Datum:

Das habe ich heute gegessen:

. . . .

. . . .

. . . .

. . . .

Bewegung & Wellness – Das habe ich heute für meinen Körper getan:

. . . .

. . . .

Mein schönstes heutiges Erlebnis:

. . . .

. . . .

. . . .

. . . .

Mein heutiges Gewicht: . . . .

Datum:

Das habe ich heute gegessen:

. . . .

. . . .

. . . .

. . . .

Bewegung & Wellness – Das habe ich heute für meinen Körper getan:

. . . .

. . . .

Mein schönstes heutiges Erlebnis:

. . . .

. . . .

. . . .

. . . .

Mein heutiges Gewicht: . . . .

Datum:

Das habe ich heute gegessen:

. . . .

. . . .

. . . .

. . . .

Bewegung & Wellness – Das habe ich heute für meinen Körper getan:

. . . .

. . . .

Mein schönstes heutiges Erlebnis:

. . . .

. . . .

. . . .

. . . .

Mein heutiges Gewicht: . . . .

Datum:

Das habe ich heute gegessen:

. . . .

. . . .

. . . .

. . . .

Bewegung & Wellness – Das habe ich heute für meinen Körper getan:

. . . .

. . . .

Mein schönstes heutiges Erlebnis:

. . . .

. . . .

. . . .

. . . .

Mein heutiges Gewicht: . . . .

Datum:

Das habe ich heute gegessen:

. . . .

. . . .

. . . .

. . . .

Bewegung & Wellness – Das habe ich heute für meinen Körper getan:

. . . .

. . . .

Mein schönstes heutiges Erlebnis:

. . . .

. . . .

. . . .

. . . .

Mein heutiges Gewicht: . . . .

Datum:

Das habe ich heute gegessen:

. . . .

. . . .

. . . .

. . . .

Bewegung & Wellness – Das habe ich heute für meinen Körper getan:

. . . .

. . . .

Mein schönstes heutiges Erlebnis:

. . . .

. . . .

. . . .

. . . .

Mein heutiges Gewicht: . . . .

Datum:

Das habe ich heute gegessen:

. . . .

. . . .

. . . .

. . . .

Bewegung & Wellness – Das habe ich heute für meinen Körper getan:

. . . .

. . . .

Mein schönstes heutiges Erlebnis:

. . . .

. . . .

. . . .

. . . .

Mein heutiges Gewicht: . . . .

Datum:

Das habe ich heute gegessen:

. . . .

. . . .

. . . .

. . . .

Bewegung & Wellness – Das habe ich heute für meinen Körper getan:

. . . .

. . . .

Mein schönstes heutiges Erlebnis:

. . . .

. . . .

. . . .

. . . .

Mein heutiges Gewicht: . . . .

Datum:

Das habe ich heute gegessen:

. . . .

. . . .

. . . .

. . . .

Bewegung & Wellness – Das habe ich heute für meinen Körper getan:

. . . .

. . . .

Mein schönstes heutiges Erlebnis:

. . . .

. . . .

. . . .

. . . .

Mein heutiges Gewicht: . . . .